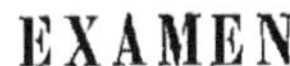

EXAMEN DU DÉCRET

RELATIF A L'ORGANISATION

DES CONSEILS D'HYGIÈNE ET DE SALUBRITÉ,

Émané du Ministère de l'Agriculture et du Commerce, le 18 Décembre 1848,

Par Hippolyte COMBES,

PROFESSEUR D'HYGIÈNE ET DE MÉDECINE LÉGALE A L'ÉCOLE DE MÉDECINE DE TOULOUSE, PROFESSEUR-AGRÉGÉ DE LA FACULTÉ DE MÉDECINE DE MONTPELLIER, CHEVALIER DE LA LÉGION-D'HONNEUR ;

MEMBRE DU COMITÉ DE SALUBRITÉ PUBLIQUE DE LA HAUTE-GARONNE, DE LA HAUTE COMMISSION DES ÉTUDES MÉDICALES, MEMBRE DE L'ACADÉMIE DES SCIENCES ET LETTRES DE MONTPELLIER, DE LA SOCIÉTÉ DE MÉDECINE DE BORDEAUX, ET DE PLUSIEURS AUTRES ACADÉMIES ET SOCIÉTÉS SAVANTES DE FRANCE, D'ESPAGNE, D'ITALIE.

PARTIE CRITIQUE. — PARTIE ORGANIQUE.

PARIS,
J.-B. BAILLIÈRE,
Rue de l'École de Médecine.

TOULOUSE,
L. JOUGLA,
Rue Saint-Rome, 46.

1849

EXAMEN
DU DÉCRET
RELATIF
A L'ORGANISATION DES CONSEILS D'HYGIÈNE ET DE SALUBRITÉ.

OUVRAGES DU MÊME AUTEUR.

Essai sur les Vivisections. — Montpellier, 1832.

Quelle est la Meilleure Base d'une Classification des Maladies ? — Montpellier, 1839.

Des Affections Typhoïdes. — Paris, 1840.

De l'Importance de la Médecine Légale. — Toulouse, 1841.

De la Médecine Politique. — Toulouse, 1848.

De la Médecine en France et en Italie. — Paris, 1842.

Même ouvrage. Traduction italienne, par M. Salvatore de Renzi. — Naples, 1843.

De l'Éclairage au Gaz.

Rapport présenté à l'École de Médecine de Toulouse. — 1849.

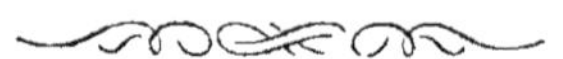

EXAMEN
DU DÉCRET

RELATIF A L'ORGANISATION

DES CONSEILS D'HYGIÈNE ET DE SALUBRITÉ,

Émané du Ministère de l'Agriculture et du Commerce, le 18 Décembre 1848,

Par Hippolyte COMBES,

PROFESSEUR D'HYGIÈNE ET DE MÉDECINE LÉGALE A L'ÉCOLE DE MÉDECINE DE TOULOUSE, PROFESSEUR-AGRÉGÉ DE LA FACULTÉ DE MÉDECINE DE MONTPELLIER, CHEVALIER DE LA LÉGION-D'HONNEUR;

MEMBRE DU COMITÉ DE SALUBRITÉ PUBLIQUE DE LA HAUTE-GARONNE, DE LA HAUTE COMMISSION DES ÉTUDES MÉDICALES, MEMBRE DE L'ACADÉMIE DES SCIENCES ET LETTRES DE MONTPELLIER, DE LA SOCIÉTÉ DE MÉDECINE DE BORDEAUX, ET DE PLUSIEURS AUTRES ACADÉMIES ET SOCIÉTÉS SAVANTES DE FRANCE, D'ESPAGNE, D'ITALIE.

PARTIE CRITIQUE. — PARTIE ORGANIQUE.

PARIS,
J.-B. BAILLIÈRE,
Rue de l'École de Médecine.

TOULOUSE,
L. JOUGLA,
Rue Saint-Rome, 46.

1849

EXAMEN

DU DÉCRET

RELATIF

A L'ORGANISATION DES CONSEILS D'HYGIÈNE ET DE SALUBRITÉ,

Émané du Ministère de l'Agriculture et du Commerce, le 18 Décembre 1848,

PAR HIPPOLYTE COMBES.

PARTIE CRITIQUE.

« La France s'est constituée en république. En adoptant cette
» forme définitive de gouvernement, elle s'est proposé pour but...
» de faire parvenir tous les citoyens par l'action successive et
» constante des institutions et des lois, à un degré toujours plus
» élevé de moralité, de lumières et de *bien-être* (article 1.er
» de la Constitution de 1848). »

« La société favorise et encourage le développement du tra-
» vail... par les institutions de prévoyance... (art. 13, idem). »

Telle est la lettre des deux textes empruntés à la Constitution de 1848. Qui n'eût affirmé, en se pénétrant de leur esprit, qu'un pays qui se donne un gouvernement nouveau pour constituer, agrandir son *bien-être* et fonder des institutions de prévoyance, allait réclamer de la médecine des moyens d'accomplir sa mission fraternelle et réparatrice ? Est-ce qu'on n'a pas naturellement, pressenti qu'une des spécialités de la science de l'homme, *l'hygiène*, se présentait dès l'abord comme un moyen naturel et fécond d'action administrative. Lorsque la société demande à être dirigée, dès l'instant qu'elle impose à ceux qu'elle place à sa tête des devoirs de *prévoyance*, la spécialité dont le but est de *prévenir*, de veiller au maintien de la santé publique et individuelle, de placer l'homme et la société, dans leurs rapports réciproques et vis-à-vis de tout ce qui les entoure, dans les conditions les plus propres à assurer l'équilibre physiologique, ne devait pas tarder à révéler toute son importance et sa vivifiante énergie.

A un ministre surtout semblait dévolue l'obligation d'être un des premiers à les comprendre ; à celui dont le département embrassait l'agriculture et l'industrie, c'est-à-dire les deux branches de l'activité humaine, autour desquelles vient se grouper le plus grand nombre de travailleurs.

M. Tourret, en effet, et c'est un hommage qu'on peut lui rendre aujourd'hui que des nécessités politiques le tiennent éloigné des affaires, est, dit-on, un homme pratique, mais progressif ; comme particulier, il ne s'était pas borné à recueillir les produits de la partie du sol qu'il exploitait; mais lui-même en a dirigé et en a surveillé avec intelligence la culture, se trouvant en contact journalier avec les *paysans*, cette portion si utile de la population française. Par ses antécédents, personne n'était donc plus capable de s'emparer des ressources, de profiter de bienfaits que l'hygiène venait offrir à son administration.

C'est pourquoi l'on n'a pas dû s'étonner de voir paraître sous ses auspices un Projet de décret pour l'*organisation des conseils d'hygiène et de salubrité,* dans tous les arrondissements de la République.

S'il est permis, cependant, de louer sans restrictions les intentions de l'ancien ministre et le résultat qu'il poursuivait, on peut hardiment avancer que les mesures qu'il propose ne deviendront pas toutes également profitables, et que peut-être elles pourraient être remplacées par d'autres dispositions d'une utilité moins contestable, et surtout plus complètes. C'est à leur examen à et à leur discussion, qu'il a paru convenable de consacrer quelques développements.

Sous la république comme sous la monarchie, un fait capital n'a cessé de frapper nos esprits. La plupart des défauts dont se trouvent entachées les dispositions législatives ou administratives émanées du pouvoir central, proviennent du caractère absolu qu'elles présentent. On semble ignorer que les institutions doivent être variées, c'est-à-dire relatives, et adaptées aux localités destinées à les voir mettre en œuvre. En d'autres termes, si surtout depuis 89, à cause de l'immense développement de ses voies de communications, routes, canaux, chemins de fer, de l'action incessante de la presse, de la suppression des anciennes franchises municipales ou de tout autre motif, la province offre dans le caractère et l'esprit de ses populations d'évidentes analogies avec Paris, on ne peut néanmoins s'empêcher de constater aussi qu'elle a conservé son caractére propre, son originalité, dans ses habitudes, dans ses mœurs, dans ses sentiments, dans ses intérêts. L'on pourrait citer des exemples mémorables et malheureux de lois, dont l'excellence du principe restait incontestée, tandis que forcément, précisément parce qu'on n'avait pas tenu compte des différences que nous signalons, on en éludait ou on n'essayait même pas d'en entreprendre l'exécution.

Le projet de M. Tourret, on a bien raison de le craindre, se trouve dans cette catégorie. La Capitale et quelques grandes villes possèdent sans contredit des hommes capables de mener à bonne fin son application. Il n'en est pas de même pour certains chefs-lieux d'arrondissements et surtout pour les cantons, où quelquefois il ne se rencontrera personne qui puisse résoudre les problèmes si multipliés et si complexes qu'elle soulève; c'est ce qu'il sera facile de démontrer après ces réflexions, qui ont paru une préface indispensable.

Dans l'exposé des motifs, en effet, on nous apprend que suivant les propositions du comité d'hygiène de Paris, les conseils à instituer dans chaque arrondissement, auraient été composés de neuf membres au moins et de vingt-cinq au plus, et que parmi eux il y aurait eu nécessairement de quatre à douze médecins, de deux à six pharmaciens et de un à deux vétérinaires.

Le projet réduit le nombre des membres de ce conseil à sept au moins et à quinze au plus (Tit. I, art. 1.er).

Quoiqu'il ne soit pas aussi explicite que le comité, il est facile de supposer que, comme ce dernier, ce n'est qu'au corps médical, qu'il veut réserver ces importantes fonctions.

Eh bien! partout et surtout dans les villages, l'on trouve des praticiens qui, voués à la médecine de l'homme ou à celle des animaux, seront néanmoins d'une incompétence absolue dans les questions d'hygiène publique. Que de localités où ne résident que des empiriques ou des officiers de santé, c'est-à-dire des praticiens, dont l'éducation première a été nulle, dont l'instruction professionnelle elle-même est incomplète, incapables de s'éclairer, et à plus forte raison de délibérer sur les sujets qui doivent fournir la matière d'un avis motivé!

L'objection prend de plus grandes proportions encore, si l'on se pénètre de toutes les difficultés d'un Rapport Administratif. Combien de docteurs, même dans les grandes villes, qui ne possèdent pas les connaissances suffisantes; ils sont dépourvus des notions physiques, chimiques et manufacturières, qui leur deviendraient indispensables.

Le comité d'hygiène s'est donc trompé en ne s'adressant qu'au corps médical, et en admettant que l'intention du ministre ait été conforme; il convient de supposer qu'on profitera du bénéfice que la rapidité de la rédaction assure, involontairement peut-être, au texte du projet, qui n'indique pas la profession des membres du conseil de salubrité.

« Le nombre des membres de ce conseil sera de sept au moins, de quinze au plus. »

L'expérience l'a depuis long-temps démontré; la science médicale ne suffit pas, en hygiène publique. Qu'on lise seulement le Décret du 15 Octobre 1810, qui fixe la législation relative aux établissements insalubres, l'Ordonnance du 15 Janvier 1815, qui le complète; les Réglements de police concernant plus particulièrement certaines industries et les travaux scientifiques eux-mêmes dont celles-ci sont devenues l'objet, et l'on restera convaincu que dans des comités tels que ceux que l'on cherche à instituer, un médecin, un pharmacien, un vétérinaire, même en leur accordant la capacité qu'un diplôme ne garantit pas nécessairement, se trouveront souvent incompétents, et devront s'adresser pour porter un jugement éclairé et consciencieux, à des hommes étrangers à leur science et à leur art, à un manufacturier, à un chef d'atelier, à un architecte, quelquefois à un jurisconsulte; d'où il faut conclure à l'utilité et même à la nécessité d'étendre le cercle des professions, à qui l'on doit emprunter les membres des comités. L'œuvre entreprise par M. Tourret, deviendrait impossible si cette opinion n'était pas admise; elle ne sera peut-être que difficile si, au contraire, elle est adoptée. On sait que les institutions comme les gouvernements n'ont des chances de s'établir sur des bases solides, que lorsqu'elles sont confiées à des mains capables de les mettre en pratique.

« Art. 4. Il y aura au chef-lieu de la préfecture un conseil d'hygiène publique et de salubrité de département. »

L'on ne comprend pas assez, d'après le texte de la loi, en quoi celui-ci diffère du Comité d'arrondissement. On dit bien qu'il aura les mêmes attributions que ce dernier, mais on ajoute ensuite qu'il donnera son avis sur toutes les questions qui lui seront envoyées par le Préfet; or, on impose aussi au conseil d'arrondissement les mêmes obligations, (art. 9.)

L'on se trouve donc placé dans cette double hypothèse. Pour les deux comités, il faut admettre l'égalité de droits et de devoirs, ou celui du département sera supérieur à ceux des arrondissements.

Dans le cas de leur indépendance mutuelle, on a eu tort de

leur attribuer une désignation différente, qui semble revêtir celui du chef-lieu d'une espèce de supériorité. D'ailleurs pourquoi les constituer isolément, lorsqu'ils sont unis par la communauté de l'œuvre? N'importait-il pas, au contraire, de leur faire exercer un contrôle réciproque? L'hygiène appartient à la médecine; comme cette dernière, elle n'arrive pas à un degré de certitude mathématique, et ses problêmes sont souvent controversés; dès lors, on doit s'efforcer d'obtenir deux opinions plutôt qu'une seule, surtout dans une matière où l'on recherche une conclusion, des mesures pratiques.

Un exemple fera mieux comprendre la pensée qui vient d'être exprimée : On sait ce qu'en médecine légale on entend par rapport judiciaire, et la différence qui sépare aux yeux de la science, si non vis-à-vis de la loi, ce genre d'acte, de la consultation médico-légale proprement dite. Cette dernière est un rapport plus complet, plus motivé sur les opinions émises dans un ou plusieurs autres rapports. On ne saurait contester l'avantage et souvent la nécessité de suivre une marche semblable dans les questions qui relèvent de l'hygiène publique; leur analogie au point de vue de la forme, est en effet évidente, de même que la grandeur des intérêts qui s'y rattachent. En Médecine légale, l'honneur et la vie des citoyens sont en cause; en Hygiène, on discute la fortune individuelle et la santé publique et privée. On peut assurer d'avance que dans la pratique, on verra souvent *un rapport administratif*, provoquer une *consultation administrative*. En unissant les deux comités, de quelles immenses garanties cette double enquête ne se trouverait-elle pas entourée?

La supposition contraire que le comité du département doit

dominer le comité d'arrondissement n'est pas admissible. En effet, s'il est généralement reconnu que l'arrondissement où réside un Préfet doit être considéré comme le plus considérable du département, on ne doit pas oublier que ce principe n'est que relatif, et comporte même administrativement de nombreuses exceptions. Au point de vue spécial de ce travail, cette vérité doit paraître encore plus évidente.

L'arrondissement du chef-lieu peut-être exclusivement agricole, et l'un de ceux qui l'environnent, à la fois industriel et agricole.

Sur une portion du territoire comme celle d'un département, telle localité est souvent livrée aux pires conditions de salubrité, tandis que toutes les autres se trouvent sous ce rapport dans la situation la plus favorable.

Le Comité d'hygiène le plus important doit donc être celui qui renfermera le plus grand nombre d'industries, de genres de cultures, de causes délétères qui risquent de compromettre la santé des travailleurs. La proximité n'est-elle pas d'ailleurs ici un élément nécessaire à l'appréciation exacte des faits que l'on doit interpréter, des moyens les plus propres à prévenir ou à combattre par exemple l'infection ou la contagion?

A cette objection se rattache une considération analogue; celle qui vient d'être exposée est prise du genre, de la qualité de la population, et lorsqu'en France on fait reposer en toutes choses le droit sur le nombre, on ne peut pas oublier que l'arrondissement du chef-lieu n'est pas toujours le plus populeux, alors même qu'il renferme la ville la plus grande.

D'ailleurs, le Décret soumis à cet examen, embrasse dans une égale sollicitude l'ouvrier de la campagne et celui de la cité. Il faut agir de telle sorte que cette justice peut être un peu tardive vis-à-vis du paysan, émanée si naturellement du cœur d'un agriculteur véritable, M. Tourret, porte aujourd'hui tous ses fruits. Dans cette intention, pourquoi négliger de proportionner l'importance des comités à l'importance des douleurs qu'on veut tarir? De ce qu'on les trouve plus disséminées et moins menaçantes dans les campagnes, elles n'en sont pas moins réelles que dans les grands centres de l'industrie, et si on s'impose le soin de les compter, le chef-lieu offrira, vis-à-vis des autres circonscriptions communales et cantonnales, une évidente infériorité relative.

Qu'il soit permis d'ajouter que le salut de la République tient peut-être à la solution de ce problême que contribuera sans doute à assurer l'exécution des nouvelles mesures hygiéniques : *Faire aimer la vie des champs, empêcher l'émigration des ouvriers de l'agriculture, ramener à l'exploitation du sol les bras que, par des circonstances malheureuses, la détresse de nos manufactures condamne à l'inaction c'est-à-dire à cette maladie qui tue le corps, énerve l'esprit, abaisse la moralité, à la folie de la misère.*

Pour être exact, ajoutons que la seule attribution spéciale du conseil du département l'appelle à donner son avis.

» Sur les questions communes à plusieurs arrondissements ou relatives au département tout entier (art. 12, parag. 2.) »

Mais l'arrondissement du chef-lieu peut être étranger à cette communauté de conditions insalubres. N'était-il pas plus rationnel de s'adresser à ceux même qui les ont sous les yeux et sont menacés d'en devenir les victimes ?

Quant aux problèmes relatifs au département tout entier, outre leur rareté, on ne doit pas oublier qu'ils se présentent sous des faces diverses dans chaque arrondissement. Les enfants trouvés, par exemple, sont bien plus multipliés là où l'industrie met en rapport incessant les deux sexes, et si l'on doit aux conseils généraux des renseignements précieux sur ce sujet, n'est-ce pas parce que chacun de ses membres éclairait ses collègues des lumières qu'il puisait dans la connaissance complète des besoins du canton qui l'avait élu ?

Le Rapport annuel du Comité de département ne peut coordonner ni centraliser les travaux des autres comités. Il ne sera pas assez éclairé pour les juger ; outre que ses membres manqueront de la plupart des renseignements sur lesquels ailleurs on a pu s'édifier, la confiance qu'on leur accorde ne s'appuie pas sur une supériorité plus positive, une expérience plus pratique.

On doit applaudir sans restriction aux dispositions de l'art 5. En donnant la présidence des divers comités au préfet, au sous-préfet, au maire, on profite des lumières de ces divers magistrats, et l'on unit avec raison l'élément scientifique à l'élément administratif.

Quant à l'art. 7, il faut le regarder au contraire comme un obstacle invincible à la formation des commissions cantonnales. C'est ignorer complétement les mœurs du corps médical, que de s'imaginer que des médecins n'exigeront pas d'être placés, dans la même assemblée, sur le pied de la plus complète égalité, parce qu'ils habitent un chef-lieu de canton ; tandis que leurs confrères sont établis au chef-lieu d'arrondissement. Lenr œuvre est la même, et entourée des mêmes difficultés ; leur diplôme suppose une capacité analogue. Aucun ne consentira à n'avoir qu'une voix consultative, là où leurs pairs seront appelés à délibérer.

« Les membres des conseils d'hygiène du département comme ceux des conseils d'arrondissement, seront nommés par les préfets (art. 2, art. 4.) »

Dans l'exposé des motifs du Projet de loi, on regrette avec insistance qu'en supprimant le principe de l'élection, on ait enlevé à l'institution un de ses principaux éléments de force et de vitalité. On ne peut contester en effet que ce mode de nomination offre des avantages incontestables ; il est plus populaire et plus en rapport avec les mœurs républicaines ; mais dans l'espèce, l'application du suffrage direct et universel était-elle possible ?

N'est-il pas évident au contraire que, lorsqu'il s'agit de déterminer l'aptitude d'hommes spéciaux, de qui l'on exige une aptitude spéciale, l'opinion publique risque de s'égarer plus facilement que dans une appréciation d'idées et d'actes politiques ? Qu'on n'oublie pas qu'il s'agit de créer des espèces de tribunaux, ou plutôt de véritables académies scientifiques.

On pouvait, il est vrai, confier l'élection aux membres du corps médical ; mais on a déjà vu que les mesures hygiéniques doivent être résolues par des hommes appartenant à des professions différentes, en raison même du nombre et de la variété des attributions qui relèvent des comités, et dans ce sens, sur quelle base ferait-on reposer ces nouvelles listes électorales ? On cite bien les Chambres de commerce, qui, depuis seize ans, sont le produit d'un système électoral, et ne cessent de rendre des services réels.

Cet exemple lui-même n'est pas aussi concluant qu'on le suppose. En province du moins, on pourrait signaler quelques chambres de commerce, à la nomination desquelles n'a concouru qu'une très-infime portion de ceux à qui restait confié l'exercice de ce droit, des élections qu'il a fallu retarder faute d'électeurs, et dans lesquelles, sur plusieurs milliers de patentés inscrits depuis le mois de février dernier, on n'a compté que quelques douzaines de votants.

Ces objections et d'autres de même nature ont dû frapper le Conseil-d'État, qui a réservé aux préfets l'initiative des nominations, consacrée d'ailleurs par le projet de décret. Cette disposition est vicieuse, parce qu'elle blessera la susceptibilité du pays et celle de la profession ; on croira que le gouvernement ne se gardera pas de s'en faire un instrument politique. Or, cette méfiance vis-à-vis du pouvoir risque de rejaillir sur l'institution nouvelle.

N'existait-il donc pas d'autre mode de nomination que celles que l'on pouvait réserver au suffrage direct et universel, au corps médical ou au gouvernement lui-même ? Il en existe une autre, dont il paraît facile de signaler les avantages. Il s'agit de la nomination par les conseils cantonaux, produits eux-mêmes du suffrage universel, et dont les membres appartenant aux différentes communes sont assez éclairés pour apprécier la compétence de ceux à qui ils confieraient la santé publique, en vue des besoins de la contrée qu'ils représentent. Ce moyen terme, cette élection à deux degrés paraît évidemment la plus logique et la plus applicable.

Qu'on n'oublie pas, en effet, que partout, mais surtout dans une petite localité, une élection non politique, loin d'exciter l'enthousiasme, ne provoquant pas même un zèle relatif, il devient très-difficile de réunir le nombre des votes légalement requis ; d'où cette conclusion, que les villes concourant seules de fait, sinon de droit, aux nominations, finiraient par être seules représentées.

Le mode proposé semble plus propre à parer à cet inconvénient, dont on ne s'affranchirait pas, en s'adressant seulement au corps médical. On regrette d'ailleurs vivement de ne pouvoir pas s'appuyer ici exclusivement sur cette classe de citoyens la plus compétente, mais non pas la seule compétente dans les questions qui devront être résolues. En se pénétrant bien de cette vérité, on sera amené à leur attribuer la plus large part, et à stipuler que si sur deux nominations, on pourra s'adresser exclusivement à elle, une au moins lui sera légalement dévolue.

« Art. 2. Les membres du conseil d'hygiène d'arrondissement seront nommés pour quatre ans par le préfet, et renouvelés par moitié tous les deux ans.

Même disposition quant aux membres du conseil d'arrondissement (art. 4.) »

On ne saurait trop répéter que les hommes compétents en matière d'hygiène publique se trouvent rarement, et que, sous ce rapport, l'éducation des médecins eux-mêmes est à peine ébauchée. Où cherchera-t-on des sujets au moyen desquels puisse s'opérer ce renouvellement ? Il est vrai que probablement les mêmes pourront être réélus, et dans cette hypothèse la plus rationnelle, cette partie des art. 2 et 4 ne devait pas être formulée; dans la supposition contraire, qui ne déplorerait la retraite des membres habitués à s'occuper activement de la santé publique? Quoi! quand leur expérience aurait mûri, on se priverait gratuitement de leurs services! On oublie toujours que la science ne ressemble pas à la politique, et qu'ici le principe des hommes nouveaux est inadmissible.

« Art. 6. Les conseils d'hygiène et les commissions se réuniront au moins une fois tous les trois mois, et chaque fois qu'ils seront convoqués par l'autorité. »

La présidence accordée aux préfets, sous-préfets et maires n'impliquait pas la nécessité de refuser aux conseils toute initiative relativement aux époques de leur réunion. Il eût paru convenable d'indiquer, comme on l'a fait, l'époque précise des séances solennelles, mais pourquoi ne pas laisser aux conseils eux-mêmes le soin de juger si, en raison de l'actualité des questions ou de tout autre motif, les convocations ne devaient pas être rapprochées, ajournées, multipliées?

Dans les fonctions gratuites surtout, il ne faut restreindre les droits de ceux qui les remplissent que dans les cas indispensables; ce n'est qu'à ce prix qu'ils accordent le zèle et le dévouement qui leur sont demandés. On peut être sûr que l'art. 6 soulèvera des réclamations, qu'on eût pu si facilement éviter.

L'étendue des reproches adressés au Décret du 12 Décembre 1848 doit être envisagée comme un hommage rendu à l'importance du résultat, que, par devoir, d'après la nouvelle constitution, le gouvernement de la République ne peut s'empêcher de poursuivre. L'organisation de l'hygiène en France ne représente plus seulement un fait d'opportunité, mais une inévitable et impérieuse nécessité. Cette considération suffira pour absoudre les réflexions qui précèdent et celles qui vont suivre. Les premières représentent la partie critique de ce travail; elles commandent une partie organique, indiquant sur quelles bases il convient d'asseoir une tentative analogue à celle qu'a voulu entreprendre M. le ministre de l'agriculture et du commerce, pour lui fournir les chances d'une prompte et certaine réalisation. On va juger si cette œuvre difficile a été bien comprise, et si l'on est parvenu à l'accomplir.

PARTIE ORGANIQUE.

I. On doit renoncer à la création des commissions cantonnales. On a vu pourquoi elles étaient impossibles ; mais dans chaque comité d'arrondissement les cantons devront être représentés par un ou plusieurs membres. *Leur nombre fixé d'avance serait relatif à celui de la population.* On parviendrait ainsi à embrasser tous les véritables intérêts, et, au moyen du chiffre sur lequel s'établirait la nomination, on ne serait pas exposé à voir se renouveler un des plus grands vices de la loi sur les conseils généraux. En effet, celle-ci ne donnant à chaque canton qu'un représentant, les confond dans une déplorable égalité, et consacre cette injustice, qu'il suffit de signaler pour la faire repousser ; les droits de dix mille habitants du territoire, par exemple, ne sont quelquefois garantis que comme ceux de cinq mille.

II. Une fois les conseils établis sur les bases qui viennent d'être discutées, il devient indispensable de coordonner, de centraliser, de juger leurs différents travaux. Tout en pressentant cette nécessité, le nouveau projet est loin de la réaliser. Ses conseils de département présidés par le Préfet n'offrent pas de garanties plus réelles que ses conseils d'arrondissements présidés par un Sous-Préfet. Le décret que nous substituerons à celui du gouvernement doit donc présenter, sous ce rapport, des différences essentielles; et comme c'est là un fait capital qui domine toute organisation de l'hygiène en France, on se rendra compte facilement de l'insistance qui va dicter les développements qui suivent.

Il existe déjà un certain nombre de comités de salubrité publique; ils ont été formés par les administrations de certaines villes; ce sont de véritables institutions municipales. Les conseils que l'on demande d'établir relèveront du pouvoir central; différence notable, qui rend plus facile la féconde centralisation de tous les efforts en matière d'hygiène publique. Ce n'est qu'en vue de ce résultat qu'on assurera une supériorité réelle aux nouvelles créations sur les anciennes. A ce point de vue, le projet de M. Tourret, ne change rien à ce qui a lieu aujourd'hui. On doit reconnaître seulement, et c'est un mérite assez grand, qu'il généralise un fait déjà ancien, et dont l'expérience a proclamé l'utilité, en multipliant sur toute la surface du territoire les corps destinés à veiller spécialement au maintien de la santé des populations.

Mais par quels moyens obtiendra-t-on cette association, cette combinaison des travaux de tous les conseils, dirigés vers un but commun? Nous allons les indiquer.

III. L'égalité des conseils d'arrondissement admise en principe ne commande pas une indépendance absolue vis-à-vis les uns des autres. Il conviendrait au contraire de déclarer que dans les problèmes difficiles et sujets à controverses, leurs rapports seraient envoyés au conseil d'arrondissement qui paraîtrait le plus propre, par sa proximité, ses habitudes, l'analogie des objets dont il a à s'occuper, ou toute autre circonstance, à exercer un contrôle intelligent, sur les faits qui lui seraient soumis.

IV. En outre, pourquoi ne pas s'appuyer sur ces exemples pratiques, que fournissent et l'instruction publique et le corps judiciaire? Il existe des académies et des cours d'appel auxquels ressortissent des lycées de différentes classes, des colléges communaux, des écoles primaires, des tribunaux de première instance, des justices de paix. L'objet de l'hygiène est aussi important, aussi complexe que ceux de l'enseignement et de la justice. Dès-lors, pourquoi ne fonderait-on dans certaines grandes villes *un comité central*, dont relèveraient les les commissions ou les conseils inférieurs? Ici d'ailleurs se rencontre un point d'appui puissant, et dont il faut savoir profiter. Dans la plupart de ces centres se trouvent déjà des hommes qui ont l'habitude de traiter les questions qui leur seraient soumises, les membres des anciens comités d'origine municipale, des professeurs de physique, de chimie, d'hygiène, attachés, soit aux facultés des sciences, soit aux facultés ou écoles de médecine, offrant la double garantie du savoir et de l'expérience. Leur désintéressement déjà éprouvé par leur vie passée est le plus sûr garant de celui dont ils sont capables encore, dans l'exercice des fonctions gratuites, auxquelles le gouvernement conviera leur patriotisme.

V. Cependant ce n'est pas encore assez pour obtenir cette centralisation, dont le bon sens public comprend tous les avantages. C'est aux différents ministères qu'aboutissent les autres administrations. En suivant cette indication, à côté du département de l'agriculture et du commerce, il paraîtrait opportun de placer *un comité supérieur d'hygiène*, destiné à imprimer l'impulsion, et à refléter à son tour les lumières de ceux des différents centres dont on vient de parler, et des comités du plus petit arrondissement. On voit que dans cette question, comme en toute autre matière, on ne peut s'empêcher de tenir compte des avantages inhérents à l'unité administrative, bien comprise et bien appliquée, c'est-à-dire à celle qui associe et dirige librement toutes les individualités, sans les contraindre et sans les absorber : ce n'est que dans ces conditions qu'on doit accepter le rôle de la capitale vis-à-vis de la province, aujourd'hui trop méconnue et assez sage pour ne demander qu'une émancipation équitable et relative *.

VI. Enfin, et c'est là une considération essentielle qu'on ne saurait trop méditer, dont dépend le succès des mesures législatives relatives à l'hygiène, il est indispensable que l'on institue de suite des *inspecteurs*, pour créer ce qui n'existe pas encore, pour indiquer le but du nouveau décret, expliquer et surveiller ses moyens d'exécution.

Ici encore on peut invoquer le témoignage des faits accomplis. Le service de l'instruction publique possède des inspecteurs généraux, des inspecteurs d'académie, des inspecteurs et des sous-

* Voir le travail intitulé *De la Médecine politique*, par le docteur Hippolyte Combes, publié en 1842.

inspecteurs de l'enseignement primaire. Pour nous borner à une seule analogie, est-ce qu'on ne sait pas que malgré les prescriptions de la loi du 28 juin 1833, rien ou presque rien de ses dispositions n'était passé dans la pratique avant la création d'inspecteurs, qui ne date que des années 1835 et 1837.

On trouvait bien quelquefois un arrondissement assez complet par son personnel et le nombre de ses écoles; mais ce résultat dépendait de quelque circonstance accidentelle, du zèle et de la persévérance d'un individu, qui se dévouait à la propagation de l'instruction publique. Là où celui-ci ne s'était pas rencontré, et c'était plutôt la règle que l'exception, le problême n'avait été qu'essayé et non résolu.

Eh bien! voilà un des écueils les plus périlleux du nouveau projet. M. Tourret le comprendra d'autant plus aisément, que l'on demande ici, relativement à l'hygiène, ce qui existe encore relativement à l'agriculture. Les sociétés et les comices qui s'occupent de propager les principes ou les instruments les plus propres à la culture de la terre, n'ont réellement répondu au but de leur institution que lorsqu'ils ont été inspectés, c'est-à-dire dirigés et encouragés. Ne sera-ce pas également aux hommes à qui on a réservé cet emploi que l'on devra l'établissement des écoles régionales d'agriculture et des fermes-écoles, instituées sous la monarchie, et dont la république a eu raison de ne pas répudier l'héritage?

L'inspecteur ou les inspecteurs d'hygiène (un très-petit nombre suffira) rechercheront et signaleront aux conseils cantonnaux les hommes de bonne volonté et d'intelligence qu'on devra appeler dans le sein des comités; ils les encourageront dans l'accomplissement de cette œuvre si essentiellement organique, et dont, comme en toute chose, la difficulté se mesure à l'importance elle-même.

Les dépenses nécessitées par cette proposition ne doivent pas empêcher de la voir adopter. Elles ne valent guère d'être comptées, puisqu'elles ne comprennent que le salaire de un, deux ou trois fonctionnaires. Qu'on se pénètre d'ailleurs de la multiplicité des attributions, qui ressortissent à l'organisation de l'hygiène en France, et l'on restera convaincu qu'un gouvernement quelconque, surtout lorsqu'il s'appelle République, ne peut plus reculer devant l'obligation d'améliorer l'état physique des ouvriers de l'agriculture et de l'industrie.

Tout est à faire ou à refaire sous ce rapport. Il faut impérieusement conserver la santé du paysan et de l'artisan. Le paysan, exposé à toutes les intempéries de l'air, à des travaux que leur nature empêche souvent d'équilibrer avec ses forces, et dont la maladie produit même la ruine, ne se plaint pas; mais il n'est pas permis d'ignorer que si le projet de loi se propose l'organisation et la distribution des secours médicaux pour les indigents, celui-là en profitera le plus, qui, en raison des distances, achète aujourd'hui si chèrement les soins, qu'il réclame de l'art de traiter les infirmités humaines.

L'artisan se trouve dans d'aussi fâcheuses conditions hygiéniques. On peut exiger d'un anglais une journée de travail deux fois plus longue que d'un français. La détérioration de l'espèce devient de plus en plus menaçante, surtout dans les cantons industriels. En 1837, pour avoir cent hommes valides, on dut en repousser cent soixante-dix à Rouen, cent cinquante-sept à Nîmes, cent soixante-huit à Elbeuf, cent à Mulhouse.

On a bien essayé de remédier au mal par la loi du 22 Mars 1841, qui est censée avoir réglementé le travail des enfants. Celle-ci, obligatoire six mois après sa promulgation, en vigueur depuis huit ans, n'a pas pu même être exécutée.

Cette conséquence doit être attribuée précisément à ce fait, que le gouvernement n'a pas établi une inspection réelle et efficace. Cependant, dans la Chambre des députés la pensée qui dominait tout le débat reposait sur cette idée, qu'on déléguerait des inspecteurs spéciaux. Plus tard on les a choisis parmi les membres du conseil général ou dans le corps médical, et ceux-ci inexpérimentés, montrant peu de zèle pour des fonctions non rétribuées, ont pourtant accepté un titre honorifique en quelque sorte, en reculant devant les obligations qu'il leur imposait. Ils sont restés sans puissance en présence des intérêts qu'ils auraient pu froisser, et se sont condamnés à la plus complète inaction. Il convient de profiter de cet enseignement, et quand le gouvernement nouveau veut étendre sa sollicitude sur les pères aussi bien que sur les enfants, il est juste de le prévenir des causes qui s'opposeraient à la réalisation généreuse qu'il se donne mission de poursuivre. On ose affirmer que ses tentatives avorteront comme celles qui ont précédé, s'il ne prend pas des mesures plus propres à en assurer le succès.

Voilà pourquoi on a insisté sur la nécessité de se donner des inspecteurs véritables, salariés, dont les devoirs seraient bien déterminés. Une seule des innombrables attributions des comités d'hygiène suffirait à justifier cette proposition. Dans quelques pays voisins, on en a établis, pour surveiller la propagation de la vaccine. Sera-ce donc une sinécure que la fonction sous la sauve-garde de laquelle on placera le maintien de la santé publique ?

En outre, est-ce qu'on ne pourrait pas mettre à profit une institution éprouvée déjà depuis longtemps? Les établissements de bienfaisance, les prisons sont visités chaque année par des hommes spéciaux, revêtus à cet égard d'une mission officielle. Qu'on leur ordonne de se rendre dans les ateliers, dans les écoles, dans les campagnes, etc., etc. Il faut à la fois diminuer le nombre des malades et les bien traiter, empêcher le mal, et y remédier quand il se présente. La prévoyance est une vertu aussi bien que la charité, et offre un caractère plus véritablement gouvernemental.

On ne demande ici pour le travailleur honnête des champs et de la ville qu'une sollicitude égale à celle dont on entoure les classes les plus dangereuses de la société.

Des agents officiels seuls peuvent se montrer capables d'assumer une pénible responsabilité, qui s'attachera quelquefois à leur fonction. Toute disposition législative ne doit-elle pas présenter, en effet, une sanction pénale? Les comités d'hygiène reculeraient devant l'obligation de dresser des procès-verbaux, en cas de contravention. Il faut que ce soin soit réservé aux inspecteurs, agissant isolément ou sur l'avis que leur auront donné les comités. C'est ce qu'on a très-bien compris lors de la discussion de la loi sur le travail des enfants employés dans les manufactures, usines ou ateliers, qui rentre si naturellement dans les attributions des hommes chargés de la conservation du bien-être physique des populations.

On a vu par tout ce qui précède, si l'on a senti combien il était essentiel de centraliser les travaux des différents comités, que le nouveau projet restait, sous ce rapport, sans force et sans portée. On appréciera si les diverses propositions exposées et développées en quelques pages ne sont pas plus adaptées au but que l'on poursuit, et si elles ne constituent pas une légitime hiérarchie, c'est-à-dire une véritable organisation.

C'est au corps médical en particulier qu'elles sont adressées, quoiqu'on ne lui ait pas réservé dans les conseils d'hygiène le rôle de veiller exclusivement au bien-être physique des classes laborieuses. L'auteur de cette publication comprend mieux que personne le nombre et l'étendue des garanties qu'il présente, sous le double point de vue du dévouement et de la capacité; mais il l'estime assez pour lui exprimer une opinion sincère et qu'il croit raisonnable, quand il ose lui dire : Les médecins, les pharmaciens, les vétérinaires ont obtenu leurs diplômes après des études prolongées et des épreuves sérieuses, qui leur ont rendu familiers tous les problèmes embrassés par la science et l'art de traiter les maladies. Eux seuls connaissent aujourd'hui toutes les ressources de l'hygiène privée; mais l'hygiène publique a manqué jusqu'ici d'enseignements; elle touche à la question économique, qui embrasse à la fois l'agriculture et l'industrie; elle exige des connaissances physiques, chimiques, manufacturières, etc., etc., aussi bien que des notions médicales. Notre profession ne sera pas amoindrie en admettant auprès d'elle tous ceux dont les lumières peuvent servir à assurer l'équilibre physiologique de la constitution des ouvriers.

On sentira sans doute pourquoi on a aussi compté sur l'influence du pouvoir dans l'accomplissement de cette œuvre. On a espéré que le temps des luttes et des méfiances devait passer, et qu'on n'oublierait pas que le mot gouverner était désormais synonime des mots diriger, prévoir. Les efforts d'un individu, d'un corps, d'une profession profitent à une organisation, mais ne suffisent pas pour l'effectuer ; à nos yeux, le progrès pour être efficace doit s'accomplir par en haut.

Dans ces mêmes sentiments, après avoir indiqué comment on combinerait ou associerait toutes les investigations qui relèvent de l'hygiène publique, ou (le terme est peut-être mieux approprié de la médecine politique), par les articles d'une loi qu'on peut affirmer ne pas exister, même après la publication du décret de M. Tourret, on va signaler ici certaines dispositions qu'on n'insère pas dans un décret, mais destinées à préparer celui qui est si généralement sollicité par le droit des masses laborieuses, pas le devoir des gouvernants, et surtout à en rendre possible l'exécution, après qu'il aurait été promulgué.

On ne connaît réellement pas en ce moment d'ouvrage, qui puisse servir de modèle à ceux à qui sera confiée cette importante mission. Ce n'est que dans les temps modernes, presque contemporains, que l'industrie a créé une foule d'établissements dangereux, insalubres et incommodes ; ce n'est même que depuis 1810 qu'a été fixée la législation sur ce sujet.

On peut, il est vrai, s'éclairer par la lecture de certaines publications incomplètes, traitant une question spéciale, et par exemple des œuvres de MM. Villermé, Parent Duchâtelet, des différents mémoires publiés par la Société d'encouragement pour l'industrie nationale, ou le journal les *Annales d'Hygiène et de*

Médecine légale, etc., etc. Mais ce ne sont là que des matériaux propres à servir à l'édification d'un corps de doctrines, d'un guide pratique ; il faut donc à tout prix que les ministères de l'agriculture et du commerce et de l'instruction publique s'associent pour en provoquer l'apparition.

Qu'on se souvienne en preuve de cette nécessité, que rien n'a encore été fait sur l'*hygiène agricole*, cette hygiène qui offrirait un mérite d'actualité si évident au moment où la France envoie une partie de ses enfants fonder en Algérie, souvent dans des localités insalubres, des colonies que risquent de décimer plus facilement la contagion et l'infection que le fer des indigènes. Il est aisé, par des missions particulières, par les connaissances pratiques des chirurgiens et des médecins militaires, d'atteindre un but qu'il suffit ici d'indiquer.

En France, des cours publics de médecine politique deviennent indispensables. La création de nouvelles chaires, et la détermination de certaines attributions qu'on exigerait de l'enseignement déjà en vigueur, devraient concourir au même résultat.

Dans la même intention, pourquoi ne fonderait-on pas des prix consacrés à ce genre d'investigations? pourquoi ne réserverait-on pas quelques fonds d'encouragement pour les comités d'hygiène, comme on en distribue aux comités et aux sociétés agricoles ? Pourquoi enfin l'Académie de médecine n'instituerait-elle pas une section spéciale d'hygiène publique ? L'organisation administrative de l'hygiène en France commande une organisation scientifique, qui compléterait et féconderait la première.

En outre, on sait qu'on appelle quelquefois au sein des conseils généraux du commerce, de l'agriculture et des manufactures, réorganisés en vertu de la loi de 1831, sous le ministère de M. d'Argout, les hommes qui dans les départements sont censés connaître le mieux les besoins et les ressources du pays, au point de vue de la production et de la consommation agricoles et industrielles : rien ne s'opposerait à ce qu'il ne fût pris une mesure analogue relativement à l'hygiène publique.

Toutes ces améliorations, tous ces progrès sont possibles, peu dispendieux, faciles. Ils semblent commandés par la raison, l'expérience, l'opportunité, et garantis par la Constitution, qui se propose d'élever successivement, pacifiquement la moralité, les lumières et le bien-être des citoyens, qui place par conséquent sur un même plan la religion, l'instruction et les applications hygiéniques. Il convient de louer sans restriction l'intention de l'auteur du décret du 18 Décembre 1848 ; mais pour être juste, ajoutons que c'est au corps médical qu'il faut en rapporter l'initiative. Depuis longtemps il l'avait demandé, annoncé, préparé. On peut compter sur son désintéressement pour en assurer l'exécution. Ce travail, quelque incomplet qu'il se présente, n'est qu'une preuve de cette bonne volonté que partage aussi celui qui l'a écrit.

Voici comment il peut être formulé en projet de décret, que l'on comparera à celui de l'ancien ministre de l'agriculture et du commerce. Celui-ci ne constitue d'ailleur qu'un résumé sous forme législative, des diverses considérations qui viennent d'être exposées.

PROJET DE DÉCRET,

à substituer au Projet de Décret émané du Ministère de l'Agriculture et du Commerce, le 18 Décembre 1848.

Art. 1.er Il sera créé un Comité d'hygiène et de salubrité publique dans chaque arrondissement de la République.

Art. 2. Ces comités auront les mêmes attributions et les mêmes droits ; ils seront présidés par le Sous-Préfet ou le Préfet. Celui-ci pourra, relativement aux questions qui intéressent tout un département, convoquer une assemblée au chef-lieu, où les comités seront représentés par un égal nombre de membres.

Dans cette assemblée, comme dans les comités des arrondissements, tous les membres auront voix délibérative.

Art. 3. L'élection des membres des comités d'hygiène restera confiée aux conseils cantonnaux établis par la Constitution.

Art. 4. Tout citoyen peut devenir membre d'un comité d'hygiène ; mais dans le cas où un canton n'élirait qu'un représentant, celui-ci devra appartenir au corps médical. Sur deux nominations, l'une revient de droit à ce même corps.

Art. 5. Le nombre des membres des conseils d'arrondissement sera proportionné au chiffre de la population et à l'importance de leurs besoins hygiéniques. Il sera de sept au moins, et de quinze au plus. Il sera fixé par le conseil général du département.

Art. 6. En vue de la centralisation des travaux des comités, les rapports des travaux de chacun de ces comités pourront être envoyés à un autre comité du même département, et désigné par le comité auteur du premier rapport.

Art. 7. Dans chaque chef-lieu d'Académie ou de Cour d'appel, il sera formé *un comité d'hygiène central* composé de vingt membres, nommés par les comités des arrondissements relevant de cette circonscription, à la majorité des voix et au scrutin secret.

Outre les questions d'hygiène relatives à son arrondissement, ce comité central sera chargé de juger et d'interpréter les rapports des comités d'arrondissement sur lesquels les Préfets, les Sous-Préfets ou les comités inférieurs jugeront utiles d'appeler son attention.

Art. 8. Il sera créé *un comité supérieur d'hygiène à Paris*, à qui seront envoyés tous les rapports des comités inférieurs, et qui pourra provoquer les délibérations de ces comités sur les sujets que des circonstauces spéciales les rendent plus aptes à éclairer.

Art. 9. Il sera créé *des inspecteurs d'hygiène* destinés à assurer l'exécution des mesures qui précèdent, et à indiquer les questions les plus importantes. Dans chaque comité, ils prendront rang à côté du président, et présenteront des rapports généraux au comité supérieur établi à Paris.

Art. 10. Les comités d'hygiène et les inspecteurs relèveront du ministre de l'agriculture et du commerce.

Art. 11. Leurs attributions seront les mêmes que celles qu'indique le projet du gouvernement, en y ajoutant la police médicale, la vérification des décès, la prostitution, l'organisation des médecins cantonnaux, et toute autre question qu'ils paraîtront propres à éclairer. Le comité supérieur devra fournir les indications de cette nature.

ART. 12. Les comités d'hygiène se rassembleront au moins une fois tous les trois mois, sous la présidence du Préfet ou du Sous-Préfet; mais sous ce rapport toute initiative leur reste réservée, pour rapprocher ou multiplier le nombre des convocations, ainsi que pour en déterminer l'objet.

Le gouvernement favorisera l'exécution de ce décret,

1.° En provoquant la publication d'un ouvrage pratique en matière d'hygiène publique;

2.° En encourageant les comités par la distribution de quelques fonds spéciaux;

3.° En établissant de nouvelles chaires d'hygiène publique, en exigeant que celle-ci devienne partie intégrante des cours d'hygiène dans les facultés et les écoles de médecine;

4.° En s'adressant à l'Académie nationale de médecine, pour qu'une section d'hygiène publique soit établie dans son sein;

5.° En instituant des prix pour les auteurs des meilleurs ouvrages relatifs à l'hygiène publique;

6.° En donnant des missions à des hommes chargés d'étudier l'hygiène publique des villes et surtout des campagnes, et en particulier des colonies agricoles de l'Algérie;

7.° En créant un conseil supérieur d'hygiène publique à Paris, nalogue au conseil supérieur du commerce, des manufactures etr de l'agriculture, se recrutant dans la capitale et dans les dépar tements.

Le Projet d'organisation de l'hygiène en France qu'on vient de lire présente sur celui du gouvernement l'avantage d'être plus applicable, par cette circonstance qu'il tient compte des intérêts de la province aussi bien que de ceux de Paris ; qu'il profite de leurs ressources réciproques, qu'il associe les travaux effectués par les comités sur tous les points de la République, par l'intermédiaire des conseils centraux qui aboutissent à celui de la capitale, des inspecteurs et des conseils supérieurs qui impriment la direction, et réveillent l'activité si difficile à entretenir parmi les hommes chargés de fonctions difficiles et gratuites.

On a pu s'apercevoir qu'on avait restreint l'œuvre que l'on poursuit à la mesure de celle que se proposait le décret du 15 Décembre 1848. Sous ce rapport, il est donc loin de satisfaire à tous les besoins, à toutes les exigeances légitimes que l'on pouvait avoir en vue.

On doit avouer que ce n'est pas une organisation administrative de la profession médicale que l'on a tentée, mais simplement. exclusivement, l'organisation d'une de ses spécialités : l'hygiène, Pourquoi ? Parce que des institutions sont plus faciles à établir, des réformes plus aisées à effectuer lorsqu'on leur impose des limites plus restreintes, et que l'on ne voulait pas laisser échapper la circonstance afférente à l'apparition du nouveau décret. *Occa-*

sio præceps ; ce principe est également vrai, en médecine pratique et en science gouvernementale.

Telle est la raison suffisante de la différence qui caractérise le plan qui vient d'être tracé, et le sépare pour le moment d'autres plus vastes, plus complets, qui doivent se réaliser à une époque plus ou moins éloignée.

C'est ainsi, par exemple, qu'il faut envisager l'arrêté de M. Eissen, commissaire de la République dans le Bas-Rhin, publié en date du 15 Mai 1848. Il régularise et réglemente tout l'exercice de l'art de guérir. Dans l'Alsace, il sera probablement facile à exécuter. En serait-il de même ailleurs? Il est permis d'en douter. Cette province est la seule qui possède depuis long-temps des médecins cantonnaux. Outre qu'il n'en existe nulle autre part en France, il est un grand nombre d'associations de médecins qui se sont prononcés contre cette création. Dans le Congrès Médical lui-même, on a déclaré qu'elle portait une atteinte grave aux droits du corps médical ; et cependant l'on sait que cette institution, qui fonctionne aussi depuis long-temps en Italie, se montre assez féconde pour que l'on puisse attribuer à de malheureux préjugés les obstacles qu'elle rencontre parmi nous. Ceux-ci sont d'autant plus déplorables qu'on peut avancer que partout où elle ne sera pas généralement résolue, il faut renoncer à réglementer l'art de guérir.

Cette opinion, appuyée par l'exemple et les intentions des médecins du Bas-Rhin, prend une nouvelle force, si on songe qu'un autre fait, la conservation ou l'abolition d'un second ordre de praticiens (c'est avec intention qu'on ne dit pas des officiers de santé actuels) n'est pas encore décidée, quoique l'on soit à peu près d'accord sur les inconvénients de la loi qui régit la matière.

Si on ne veut pas des médecins cantonnaux, il n'est pas possible de confier la santé publique seulement à des praticiens munis de diplôme de docteur. Certes, ce n'est pas le moment d'aborder ces problèmes administratifs avec tous leurs développements : il ne convenait d'en parler que pour arriver à cette conclusion. Avant de songer à organiser la pratique médicale en France, il est indispensable que le gouvernement se soit prononcé sur ces deux points : Créera-t-on des médecins cantonnaux sur toute la surface du territoire? Faut-il rejeter ou admettre deux classes ou une seule classe de praticiens?

On livre ici ces observations à l'examen du corps médical tout entier, et en particulier à celui des médecins de l'Alsace. C'est avec conviction qu'on applaudit aux vues généreuses et à l'expérience administrative de ces derniers ; mais il voudront bien permettre aussi qu'on leur soumette avec réserve et courtoisie des critiques, donc pas une œuvre humaine, et en particulier ce travail peut-être encore plus que le leur, ne se trouvent exempts.

On a vu qu'à certains égards leur département se trouve placé dans des conditions exceptionnelles qu'on ne rencontre nulle autre part. En outre, comme siége d'une faculté de médecine, d'un hôpital d'instruction pour les officiers de santé militaires, Strasbourg verra sa supériorité facilement acceptée par les arrondissements qui l'avoisinent, et n'éprouvera pas d'obstacles sérieux pour devenir le centre d'un comité médical de département. Il n'en sera pas de même dans une autre circonscription territoriale, pour ces motifs et d'autres qui ont été ailleurs exprimés.

On a dû se convaincre néanmoins que l'on profitait de ces dispositions favorables et propres à certaines villes, en constituant des comités centraux.

A un autre point de vue, l'arrêté du commissaire de la République, M. Eissen, doit peut-être être combattu.

Si d'un côté, en effet, il suppose résolues certaines questions qui ne sont pas encore ni bien comprises, ni bien acceptées, d'autre part il néglige de s'occuper de l'instruction médicale. Or, il est impossible de séparer absolument l'exercice de l'enseignement de l'art de guérir. Pourquoi ne pas les associer d'une manière analogue à ce qui existe dans les corps des ponts et chaussées, des mines, des ingénieurs maritimes et les armes spéciales qui se recrutent à l'École Polytechnique ? Est-ce qu'on ne trouverait pas convenable de réserver les avantages attachés à la fonction des médecins cantonnaux aux meilleurs élèves des Facultés de médecine ? Veut-on une preuve de l'avantage de la mesure que l'on vient de signaler ; on la trouvera dans l'application de cette idée, qui appartient à feu Tommasini, un des plus illustres médecins de l'Italie.

« Celui-ci a proposé et fait accepter un corps de jeunes médecins sortant des bancs de l'école et munis de l'exerceat, pour surveiller les vaccinateurs. Ces sujets, recommandés en principe par la manière dont ils ont subi les examens du lauréat, leurs études antérieures et leur bonne conduite, puisque leur admission ne repose que sur la combinaison de tous ces éléments, sont instruits du moment où l'autorité va dresser la liste des vaccinés. De suite, ils se transportent aux domiciles des enfants, et fournissent un certificat régulier de leur état présent, et du développement normal ou anormal de l'éruption. De là résulte une plus grande régularité dans le service, la certitude d'accorder les récompenses suivant les services réels, et l'avantage de désigner à la reconnaissance publique des jeunes gens capables, classés par ordre d'aptitude, renouvelés tous les trois ans, et entretenus par-là dans une salutaire émulation *. »

En France, n'a-t-on pas applaudi avec raison à l'intention de faire recommander à M. le Ministre de la justice, dans le choix des magistrats, les jeunes gens qui se seraient distingués par leurs épreuves dans les Facultés de droit?

Ces considérations prouvent l'heureuse influence que l'enseignement de l'art de guérir exercerait administrativement sur sa pratique. On pourrait citer d'autres faits qui démontrent qu'à son tour la première peut rendre aux établissements d'instruction médicale des services profitables. N'a-t-on pas déjà demandé et obtenu l'introduction des simples docteurs dans la constitution du jury des concours, par lesquels se recrute le professorat?

On ne veut d'ailleurs établir ici qu'un seul fait : c'est que les réformes que le corps médical a le droit d'exiger doivent s'étendre aux Facultés, aux Ecoles préparatoires, etc., etc., aussi bien qu'à la pratique. Pour dire toute la vérité; relativement à cette dernière, il faut créer des institutions nouvelles, relativement aux corps chargés de l'éducation professionnelle, il convient de les améliorer et de les perfectionner. L'apparition du congrès médical en 1845, la nomination d'une haute commission des études

* *De la Médecine en France et en Italie*, par Hippolyte Combes, p. 89. 1 vol. de 500 pages.

médicales, la discussion de la loi sur l'enseignement médical, soutenue devant l'ancienne Chambre des pairs, sont des symptômes manifestes d'un besoin que personne n'oserait aujourd'hui raisonnablement contester.

Les médecins du Bas-Rhin permettront qu'une observation qui a bien aussi son importance soit encore ici répétée. L'on doit se montrer jaloux sans contredit de réserver à une profession tous ses droits, lorsque surtout, comme celle qu'ils représentent, elle ne décline aucun de ses devoirs. Personne n'oserait nier que les membres du corps médical seuls doivent être appelés à connaître des faits qui relèvent entièrement de leur spécialité, et plus particulièrement de tout ce qui est relatif à la discipline médicale; mais leur science n'a-t-elle pas une importance sociale, et n'est-elle pas destinée à contribuer à la constitution des gouvernements? C'est pourquoi il faut bien qu'elle consente à recevoir l'impulsion des pouvoirs publics, quand elle est morale et intelligente, à profiter des lumières que d'autres viennent lui fournir, à la condition qu'on tiendra compte des services réels, légitimes qu'elle est appelée à rendre. Or, l'hygiène publique offre le double caractère d'être à la fois administrative et médicale, de relever tout aussi bien du ministère de l'agriculture et du commerce, que de la médecine proprement dite. Dans la plupart des questions qui lui sont afférentes, ce n'est pas abaisser la dignité de l'art de guérir que de l'associer aux autres éléments, qui rendront ses vues plus fécondes et plus applicables.

A chacun son rôle dans le cercle des connaissances humaines. Ouvrier laborieux, le corps médical a une tâche assez belle dans cet immense chantier que représente la société, pour qu'il ne doive pas craindre de se voir absorber par ceux qui dans une sphère différente ou analogue contribuent avec lui à l'accomplissement de l'œuvre commune, vivant édifice de paix et de fraternité.

C'est dans ces intentions que ce travail a été entrepris. On pouvait le réduire aux quelques articles qui ont été formulés dans le projet de loi, qui, ainsi qu'on le croit, se substituerait avec avantage à celui du gouvernement, et que l'arrêté du commissaire du Bas-Rhin ne paraît pas propre à remplacer. Mais parce-que l'on opposait une opinion individuelle à celles du comité d'hygiène, de M. Tourret, et du corps médical de l'Alsace, il a semblé convenable de la motiver et de la justifier.

L'apparition de tous ces essais de dispositions législatives, relatives à un même sujet, s'explique par la grandeur du but que l'on poursuit, par le sentiment moral qui les inspire. Le danger de la situation présente repose en entier sur l'antagonisme des différentes classes de la société. Or, qui ne pensera fermement qu'un des moyens les plus puissants d'amener la réconciliation entr'elles, consiste précisément à s'intéresser au sort des classes souffrantes? Si la santé est leur bien le plus précieux, il faut convenir qu'une bonne organisation de l'hygiène en France, relative à l'amélioration physique des ouvriers de l'agriculture et de ceux de l'industrie, doit être regardée comme un immense bienfait, dont chacun s'imposera le devoir de poursuivre et de hâter la réalisation.

En écrivant dans la Constitution le droit à l'assistance, à l'Assemblée nationale revient la gloire d'avoir compris que les crêches, les salles d'asile, les hôpitaux, et enfin l'organisation de l'hygiène sont pour la cause de l'ordre et de la liberté une garantie puissante, plus efficace que des batteries de canon.

RAPPORT

DU PRÉSIDENT DU CONSEIL DES MINISTRES

CHARGÉ DU POUVOIR EXÉCUTIF.

Paris, le 18 *Décembre* 1848.

Monsieur le Président,

J'ai l'honneur de soumettre à votre approbation un projet d'arrêté pour l'organisation des conseils d'hygiène et de salubrité, dans tous les arrondissements du territoire de la République.

Ce projet, qui a été délibéré en conseil d'État, diffère notablement de celui que j'ai porté au conseil des ministres, vers la fin du mois dernier, et qui m'avait été présenté par le comité consultatif d'hygiène publique établi auprès de mon ministère.

Suivant les propositions du comité d'hygiène, les conseils à instituer dans chaque arrondissement auraient été composés de neuf membres au moins et de vingt-cinq au plus; et parmi eux il y aurait eu nécessairement de quatre à douze médecins, de deux à six pharmaciens, et un ou deux vétérinaires, lesquels auraient été élus par les médecins, pharmaciens et vétérinaires de l'arrondissement réunis au chef-lieu.

Quant aux membres, il auraient été nommés provisoirement, en attendant l'organisation des conseils de canton créés par la Constitution, et auxquels ce choix aurait été attribué.

On aurait établi sur des bases analogues des commissions d'hygiène publique dans les chefs-lieux de canton où il eût été possible d'en réunir les éléments, et le conseil d'arrondissement aurait choisi un ou plusieurs correspondants dans les cantons où il n'aurait pas été créé de commissions.

Enfin, il y aurait eu dans chaque département un conseil supérieur composé de délégués des conseils d'arrondissement et des commission cantonales.

Les membres de ce conseil auraient été nommés pour deux ans, et renouvelés tous les ans par moitié. Ceux des conseils d'arrondissement et des commissions de canton auraient été élus pour quatre ans, et renouvelés par moitié tous les deux ans.

Appelés à s'occuper, dans les limites de leur circonscription, de toutes les questions d'hygiène publique, les conseils d'arrondissement, qui se seraient réunis de droit au moins une fois par mois, auraient été nécessairement entendus sur l'assainissement des localités et des habitations, les mesures à prendre pour prévenir et combattre les maladies endémiques, épidémiques et transmissibles; les épizooties et les maladies des animaux, la propagation de la vaccine, l'organisation et la distribution des secours médicaux pour les malades indigents, les moyens d'améliorer les conditions sanitaires des populations agricoles et industrielles ; la salubrité des ateliers, écoles, hôpitaux, maisons d'aliénés et autres établissements publics ; les questions d'hygiène relatives aux enfants trouvés et aux nourrices ; la qualité des aliments, boissons, condiments et médicaments livrés au commerce, l'amélioration des établissements d'eaux minérales et les moyens d'en rendre l'usage accessible aux malades pauvres ou peu aisés ; les demandes en autorisation pour les établissements dangereux, insalubres ou incommodes ; et enfin sur tous les grands travaux d'utilité publique, constructions d'édifices, écoles, prisons, casernes, ports, canaux, etc., etc.

Spécialement chargés des questions communes à plusieurs arrondissements ou relatives au département tout entier, les conseils de département auraient eu en outre pour mission de coordonner chaque année les travaux des conseils d'arrondissement et des commissions cantonales, et de les compléter au besoin, et tous ces travaux, centralisés au ministère du commerce, auraient été tous les ans l'objet d'un rapport général du comité consultatif d'hygiène publique.

Au conseil d'Etat, cette organisation a été profondément modifiée. Le principe de l'élection, bien qu'appliqué avec beaucoup de réserve, n'a pas prévalu. La nomination des membres des conseils d'rrondissement a été attribuée aux préfets, qui nommaient également les membres des commissions cantonales. Un tableau dressé par le ministère du commerce réglerait le mode de composition de chaque conseil et le nombre de leurs membres, qui serait de sept au moins et de quinze au plus.

Quant aux conseils de département, ils ne seraient plus formés par la réunion des délégués des conseils d'arrondissement et des commissions de canton; mais il y aurait dans chaque chef-lieu de préfecture un conseil dont la composition serait également réglée par un arrêté ministériel, et qui ferait tout à la fois les fonctions de conseil de département et de conseil d'arrondissement. Enfin, on serait tenu de convoquer les conseils et les commissions d'hygiène et de salubrité une fois au moins tous les trois mois; mais dans aucun cas, il n'y aurait obligation de prendre leur avis. C'est à l'administration qu'est laissé le soin d'apprécier les circonstances où elle devra recourir à leurs lumières.

Je regrette vivement que, malgré l'insistance de mon ministère, le conseil d'État n'ait pas cru pouvoir admettre le système d'organisation adopté par le comité d'hygiène. Je crains qu'en supprimant le principe de l'élection, on ait enlevé à l'institution des conseils de salubrité et d'hygiène publique, un de ses principaux éléments de force et de vitalité; et je crois aussi que, pour qu'ils puissent produire tous les bons résultats qu'on était en droit d'en attendre, il aurait fallu leur laisser la faculté de se réunir de leur propre mouvement, et de prendre l'initiative auprès de l'administration, dans toutes les questions qui intéressent la santé publique.

Dans un autre ordre de faits, l'exemple des chambres de commerce, qui, depuis seize ans, sont le produit d'un système électif beaucoup plus large que celui qu'on proposait d'appliquer aux conseils d'hygiène, qui ont le droit de s'assembler et de prendre spontanément des délibérations sur les questions de leur compétence, et qu'on est tenu de consulter sur certaines affaires, prouve par l'expérience tous les avantages qu'on peut retirer d'une institution de ce genre, et je suis convaincu qu'une organisation analoge, appliquée aux conseils qu'il s'agit de créer aujourd'hui, aurait puissamment contribué à donner une grande impulsion à tous les travaux, à toutes les mesures d'assainissement et de salubrité, et à la propagation des principes de l'hygiène, dont la connaissance est encore si peu répandue.

Cependant, en présence du choléra, qui depuis un mois s'est montré dans deux départements de la République, en présence des justes craintes que son apparition doit inspirer à la prévoyance de l'administration supérieure, j'ai pensé que les conseils de salubrité et d'hygiène publique, tels que les a constitués le conseil d'État, rendraient encore de nombreux et d'importants services; c'est pourquoi, Monsieur le Président, je n'hésite pas à vous proposer de revêtir ce projet de loi de votre approbation. Une autre considération m'y détermine. Il existe déjà dans plusieurs villes des conseils de srlubrité; mais ces conseils, qui ont été créés par des arrêtés de préfecture, ou même par de simples arrêtés municipaux, manquent en quelque sorte de consistance légale. En généralisant l'institution par un réglement d'administration publique, on lui donnera un caractère de force et stabilité qui lui a fait défaut jusqu'à ce jour, et je ne doute pas qu'une fois organisée sur des bases uniformes dans chacun des arrondissements de la République, cette institution ne reçoive, dans un avenir très-prochain, tous les développements qu'elle comporte.

Agréez, Monsieur le Président, l'assurance de mon respect,

Le ministre de l'agriculture et du commerce,

TOURRET.

Le Président du conseil des ministres, chargé du pouvoir exécutif,

Sur le rapport du ministre de l'agriculture et du commerce ;

Le conseil d'État entendu,

Arrête :

TITRE I.er

Des institutions d'hygiène publique et de leur organisation.

Art. 1.er Dans chaque arrondissement, il y aura un conseil d'hygiène publique et de salubrité.

Le nombre des membres de ce conseil sera de sept au moins, et de quinze au plus.

Un tableau dressé par le ministre de l'agriculture et du commerce réglera le nombre des membres et le mode de composition de chaque conseil.

Art. 2. Les membres du conseil d'hygiène d'arrondissement seront nommés pour quatre ans par le préfet, et renouvelés par moitié tous les deux ans.

Art. 3. Des commissions d'hygiène publique pourront être

instituées dans les chef-lieux de canton, par un arrêté spécial du préfet, après avoir consulté le conseil d'arrondissement.

Art. 4. Il y aura au chef-lieu de la préfecture un conseil d'hygiène publique et de salubrité de département.

Les membres de ce conseil seront nommés pour quatre ans par le préfet, et renouvelés par moitié tous les deux ans.

Un tableau dressé par le ministre de l'agriculture et du commerce réglera le nombre des membres et le mode de composition de chaque conseil.

Ce nombre sera de sept au moins et de quinze au plus.

Il réunira les attributions des conseils d'hygiène d'arrondissement au attributions particulières qui sont énumérées dans l'art. 12.

Art. 5. Les conseils d'hygiène seront présidés par le préfet ou le sous-préfet; et les commissions de canton par le maire du chef-lieu.

Chaque conseil élira un vice-président et un secrétaire, qui seront renouvelés tous les deux ans.

Art. 6. Les conseils d'hygiène et les commissions se réuniront au moins une fois tous les trois mois, et chaque fois qu'ils seront convoqués par l'autorité.

Art. 7. Les membres des commissions d'hygiène du canton pourront être appelés aux séances du conseil d'hygiène d'arrondissement; ils ont voix consultative.

Art. 8. Tout membre des conseils ou des commissions de canton, qui, sans motifs d'excuses approuvés par le préfet, aura manqué de se rendre à trois convocations consécutives, sera considéré comme démissionnaire.

TITRE II.

Attributions des conseils et des commissions d'hygiène publique.

Art. 9. Les conseils d'hygiène d'arrondissement sont chargés de l'examen des questions relatives à l'hygiène publique de l'arrondissement, qui leur seront renvoyées par le préfet ou le sous-préfet. Ils peuvent être spécialement consultés sur les objets suivants :

I. L'assainissement des localités et des habitations;

II. Les mesures à prendre pour prévenir et combattre les maladies endémiques, épidémiques et transmissibles;

III. Les épizooties et les maladies des animaux;

IV. La propagation de la vaccine;

V. L'organisation et la distribution des secours médicaux aux malades indigents;

VI. Les moyens d'améliorer les conditions sanitaires des populations industrielles et agricoles;

VII. La salubrité des ateliers, écoles, hôpitaux, maisons d'aliénés, établissements de bienfaisance, casernes, arsenaux, prisons, dépôts de mendicité, asiles, etc.

VIII. Les questions relatives aux enfants trouvés;

IX. La qualité des aliments, poissons, condiments et médicaments livrés au commerce ;

X. L'amélioration des établissements d'eaux minérales appartenant à l'état, aux départements, aux communes et aux malades pauvres ;

XI. Les demandes en autorisation, translationu ou révocation des établissements dangereux, insalubres ou incommodes ;

XII. Les grands travaux d'utilité publique, constructions d'édifices, écoles, prisons, casernes, ports, canaux, réservoirs, fontaines, halles, établissements des marchés routoirs, égouts, cimetières; la voirie, etc., etc., sous le rapport de l'hygiène publique.

Art. 10. Les conseils d'hygiène publique d'arrondissement réuniront et coordonneront les dacuments relatifs à la mortalité et à ses causes, à la topographie et à la statistique de l'arrondissement, en ce qui touche la salubrité publique.

Ils adresseront régulièrement ces pièces au préfet, qui en transmettra une copie au ministre de l'agriculture et du commerce.

Art. 11. Les travaux des conseils d'arrondissement seront envoyés au préfet.

Art. 12. Le conseil d'hygiène publique et de salubrité du département aura pour mission de donner son avis :

1.° Sur toutes les questions d'hygiène publique qui lui seront envoyées par le préfet;

2.° Sur les questions communes à plusieurs arrondissements ou relatives au département tout entier.

Il sera chargé de centraliser et coordonner, sur le renvoi du préfet, les travaux des conseils d'arrondissement.

Il fera, chaque année, au préfet, un rapport général sur les travaux des conseils d'arrondissement.

Ce rapport sera immédiatement transmis par le préfet, avec les pièces à l'appui, au ministre de l'agriculture et du commerce.

Art. 13. La ville de Paris sera l'objet de dispositions spéciales.

Art. 14. Le ministre de l'agriculture et du commerce est chargé de l'exécution du présent arrêté.

Fait à Paris le 18 décembre 1848.

E. CAVAIGNAC.

Le ministre de l'agriculture et du commerce,

TOURRET.

TOULOUSE. — IMPRIMERIE D'AUG. MANAVIT.

www.ingramcontent.com/pod-product-compliance
Ingram Content Group UK Ltd.
Pitfield, Milton Keynes, MK11 3LW, UK
UKHW022140190726
13855UKWH00003B/1264